8° T

8° T

NOTIONS NOUVELLES

SUR

L'ÉTIOLOGIE ET LA PROPHYLAXIE

DE LA

FIÈVRE TYPHOÏDE

Par le docteur Henri RONDET,
Médecin des épidémies du canton de Neuville-sur-Saône
(Rhône).

Tous les médecins lyonnais connaissent
la question de la fièvre typhoïde, non seulement parce qu'elle est fréquente dans
notre région, mais parce que Lyon, sous
l'influence de mon ami Glénard, a fait de la
fièvre typhoïde et de son traitement par la
méthode de Brandt une question lyonnaise.
C'est à Lyon qu'a paru le remarquable
traité de Bouveret et Tripier, qui est resté
classique.

Il y a vingt-quatre ans, mon attention
avait été particulièrement attirée sur cette
maladie par une épidémie grave, d'origine
hydrique, à Neuville-sur-Saône, que j'ai
décrite dans le *Lyon médical* (13 décembre

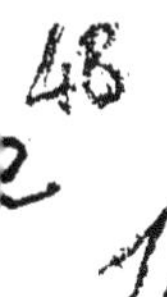

1885) et qui fut enrayée par les mesures que je fis prendre par la municipalité.

Depuis cette époque, l'esprit orienté vers l'épidémiologie, l'étude de cette affection m'a particulièrement captivé.

Ayant colligé quelques faits intéressants, j'en ai fait depuis deux ans le sujet de publications dans le *Lyon médical*, m'estimant heureux d'en retrouver l'écho dans la discussion qui se poursuit à cette heure à l'Académie de médecine, et qui a sa répercussion dans la grande presse, ne songeant pas à réclamer la priorité pour les déductions prophylactiques auxquelles j'avais été conduit.

Mais mes amis n'ont pas partagé mon avis. Ils m'ont assuré que je ne devais pas pousser à ce point le désintéressement, que d'ailleurs ma personnalité n'était pas seule en jeu, que la question devait être envisagée à un point de vue plus élevé : la défense de la province, toujours absorbée par Paris.

Si nous jetons un regard en arrière, nous trouvons, pour expliquer l'étiologie de la fièvre typhoïde, deux théories, les théories rivales de Murchison et de Budd.

Le premier faisait naître la fièvre typhoïde de la fermentation des matières organiques et des matières fécales en putréfaction.

Ces vues, quoique physiologiquement erronées, eurent pour résultat autant que la théorie de Budd, son compétiteur, la recherche de la prophylaxie de la fièvre typhoïde par l'usage d'eaux saines.

Budd le premier établit que :

Pour faire de la fièvre typhoïde, il fallait de la fièvre typhoïde.

Il croyait que les germes pouvaient être véhiculés soit par l'air empesté des égouts, soit par les vêtements, le linge, la literie, soit par les mains des infirmiers et des gardes-malades.

L'observation rigoureuse des faits peut faire éliminer la contagion par l'air, car les microbes desséchés sont des microbes morts et sans virulence. Ceux que contiennent le linge et les vêtements ne sont contagieux qu'autant qu'ils sont frais, et partant de là, on peut se demander s'il n'y aurait pas autant et plus d'avantage à les laisser se dessécher qu'à les tuer immédiatement par l'ébullition.

J'ai toujours, jusqu'à la désinfection par le service départemental, recommandé de les mettre au grenier avec précaution, sur la perche comme disent les ménagères, et n'ai jamais eu à regretter d'avoir donné ce conseil.

La notion de la transmission de la fièvre typhoïde par les mains des infirmiers et des gardes-malades, qui est encore si agitée à cette heure, transmettra le nom de Budd à la postérité.

La découverte du bacille d'Eberth est venue préciser la question de la contagion.

La spécificité de ce bacille a été bien établie, elle a été affirmée à nouveau dernièrement à l'Académie par Chantemesse qui a apporté des preuves nouvelles de cette spécificité.

On a cru longtemps et beaucoup de médecins ont cru, sur la foi d'enseignements antérieurs, lyonnais aussi, puisque MM. Roux et Rodet en étaient les auteurs, que le colibacille, saprophyte dans l'intestin, pouvait devenir infectant par son passage dans un autre organisme.

Ce même micro-organisme, toléré longtemps, pouvait, sous l'influence de causes diverses et du surmenage en particulier, prendre les caractères de l'Eberth et donner au porteur la fièvre typhoïde.

C'est là l'origine attardée de l'autogénèse qui a trouvé, dans la discussion actuelle, des défenseurs à l'Académie.

L'étude attentive des épidémies tend plutôt à faire rejeter cette conception, car les cliniciens constatent que la fièvre typhoïde frappe le plus souvent des organismes jeunes, en pleine force, en pleine santé, sans que le surmenage ait à intervenir pour l'expliquer.

Si jusqu'à présent cette théorie avait ses partisans, la spécificité du bacille d'Eberth et la doctrine des bacillifères est venue la ruiner. Cependant, M. Vincent, à la tribune de l'Académie de médecine, a voulu lui donner un regain de vitalité en faisant frapper de fièvre typhoïde, à la suite de surmenage, les sujets porteurs inconscients de bacilles d'Eberth, depuis plusieurs mois, mais sans citer des observations à l'appui de sa thèse.

Nous restons donc en présence de la théorie de Budd ainsi modifiée dans son énonciation : *Pour faire de la fièvre typhoïde, il faut du bacille d'Eberth.*

Mais ce bacille, par quelle voie se transmet-il à l'homme ? On a tour à tour incriminé — après Budd — l'air, les linges, la literie, l'eau.

L'origine hydrique a pris le pas sur tous les autres modes de contamination, et de nombreuses épidémies bien observées et des plus démonstratives ont été publiées, les autres modes de contamination ont été relégués au second plan.

Mais on a fait jouer à l'eau un rôle exagéré. On est arrivé à généraliser à tel point la transmission de la fièvre typhoïde par l'eau de boisson qu'il paraissait tout naturel de dire : La fièvre typhoïde est d'origine hydrique, comme si elle ne pouvait pas en reconnaître une autre.

Dans mon dernier travail (Quelques réflexions d'un médecin de campagne sur l'étiologie et la prophylaxie de la fièvre typhoïde, *Lyon médical*, 28 novembre 1909), j'ai donné des preuves tirées de l'observation épidémiologique que le bacille d'Eberth, véhiculé par l'eau, pour être nocif, doit être

consommé sitôt immergé et récemment évacué, c'est-à-dire consommé frais, si vous me
permettez cette locution, confirmant ainsi
les présomptions de Koch.

L'aphorisme de Budd doit donc encore
être ainsi modifié : *Pour faire de la fièvre
typhoïde, il faut de l'Eberth récemment
évacué.*

Puisque l'eau vive est un milieu défavo-
rable à l'Eberth, son rôle comme véhicule
est considérablement amoindri.

Et alors il est toute une série de questions
qui doivent être remises à l'étude.

Ainsi, il serait intéressant de préciser ex-
périmentalement la durée de la vie de l'E-
berth dans les eaux vives, soit dans les
canalisations, soit dans les divers terrains,
rechercher l'influence des diverses tempéra-
tures des sources sur sa vitalité, vérifier sa
présence dans les eaux vauclusiennes dont
le trajet est souvent très long. Ce n'est pas
en effet parce que ces eaux conservent dans
leur trajet souterrain la coloration qui leur
a été imposée en amont que l'existence du
bacille est assurée pour la même durée.

D'autre part, se pose la question de la
durée de la vie de l'Eberth dans les fosses
d'aisance.

Nous avons dans nos régions des localités
où la culture maraîchère use largement de
l'épandage, la Bresse, avoisinant Lyon et les
plaines du Dauphiné, où la morbidité typhique ne présente rien de saillant.

J'en ai été toujours frappé. Il semblerait dès lors que l'Eberth est détruit dans les fosses par les microbes de la putréfaction. Si la bactériologie en apportait la démonstration, loin d'interdire l'épandage, il faudrait l'encourager, en conseillant aux cultivateurs de construire de larges fosses étanches pour la préparation de ce riche engrais. Le laboratoire viendrait ainsi confirmer l'observation épidémiologique.

Ce ne serait pas l'épandage collectif qui serait dangereux, mais l'épandage individuel qui échappe à toute réglementation et d'autant plus dangereux que le bacillifère, tout comme le sujet sain, recherche souvent les coins les plus ombreux et le voisinage des sources, *le plus souvent mal captées.*

On en comprend tout le danger quand on songe à l'épidémie de l'Arbresle survenant après une pluie d'orage et entraînant dans les eaux de boisson les déjections épandues récemment sur le sol, comme j'en avais fait la remarque dans mon travail sur les épidémies comparées de Neuville et de l'Arbresle. (*Lyon médical,* 17 novembre 1907.)

L'eau des puits à colibacille peut impunément être consommée. J'en ai cité un bel exemple, puisqu'une population où se trouve constamment au moins vingt-cinq enfants a pu en faire usage à ma connaissance pendant quarante ans sans qu'un seul cas de fièvre typhoïde puisse lui être attribué.

La contamination par les puits est donc

très problématique et les épidémies qui se développent autour d'eux sont des épidémies de famille par les mains sales.

Je mentionnerai cette présomption dans ce même ordre d'idées, que pendant les premières années de mon exercice médical, la fièvre typhoïde était fréquente dans les régions où j'exerce et que depuis une quinzaine d'années les rares faits observés étaient toujours d'origine extérieure ; et cependant les conditions de contamination des puits sont toujours les mêmes ; voisinage des fumiers et des fosses d'aisance (1).

---

(1) Je citerai à l'appui de cette idée (innocuité du coli-bacille comme propagation de la fièvre thyphoïde), l'observation si curieuse du Dépôt de mendicité et de l'asile départemental du Rhône à Albigny, où une population de 900 personnes, vieillards pour la plupart, il est vrai, mais où nous trouvons un groupe de 72 personnes au-dessous de 40 ans, composé d'employés divers et leurs enfants, infirmiers et infirmières, hospitalisés jeunes pour infirmités acquises ou congénitales, dans laquelle en 42 ans, je n'ai observé que 3 cas de fièvre typhoïde chez des sujets jeunes qui tous l'avaient contractée à Lyon.

Cependant cette population si dense, consomme de l'eau d'un puits situé dans le voisinage de vastes jardins potagers (6 hectares), en terrain calcaire du Mont-d'Or, où se pratique largement et en toute saison l'épandage : jardins qui sont submergés lors des crues de la Saône et qui à ma connaissance ont subi en 42 ans au moins 5 ou 6 inondations.

Je ferai remarquer que les terrains sous-jacents au jardin sont tellement perméables que le niveau du puits pendant le fonctionnement des pompes, baisse à peine de quelques centimètres, malgré la puissance des machines qui élèvent dans les bassins de distribution 40 mètres cubes à l'heure et que les pompes fonctionnent 10 heures par jours.

Je mentionnerai en outre la baisse simultanée du niveau des puits et des eaux de la Saône, qui démontre bien que c'est l'eau de la Saône qui est consommée.

Si l'épandage était une cause de fièvre typhoïde, cette maladie règnerait en permanence au Dépôt.

Je conclurai de ceci qu'il est plus dangereux de boire des eaux de source mal captées que de boire de l'eau de puits à coli-
bacille. Aussi je ne partage pas les ap-
préhensions récemment exprimées à l'Académie par M. Landouzy sur les dangers
qu'entraîne l'infection des eaux du fait des
inondations.

De là ce précepte en hydroscopie :

La captation des eaux souterraines doit
être elle-même souterraine et, aucune fis-
sure possible ne doit exister entre cette captation et la canalisation de distribution.
C'est le seul moyen de se mettre à l'abri de
l'épandage personnel des bacillifères, et de
l'infection par les eaux de surface.

Quoi qu'il en soit de tous ces desiderata,
la notion de la transmission par l'eau, véri-

Si les inondations étaient la cause de la dissémination
des germes typhiques, j'en aurais en 42 ans observé 5 ou
6 épidémies.

La dernière et récente de la région n'a amené dans notre
population vieille ou jeune aucun trouble digestif non seulement typhique, mais de quelque nature que ce soit.

Je crois donc que l'épandage et les inondations ne sont
pour rien dans la dissémination de l'Eberth.

M. Vaillard, dans son discours à l'Académie du 18 janvier 1910 (Buletin de l'Académie, page 82) a rélaté une
observation qui vient à l'appui de ma thèse.

Un jeune soldat bacillifère de l'Afrique du sud, trois mois
après sa guérison revient en Angleterre et contamine
11 personnes. Il avait fallu sa brusque rentrée pour faire
éclater la fièvre typhoïde dans deux maisons contiguës
consommant l'eau d'un puits commun qui jusque-là avait
pu être bue impunément, bien qu'on y constatât des infil-
trations de fosse d'aisance.

M. Vaillard, en citant ce fait, a montré la puissance de
propagation de l'Eberth par un bacillifère.

Je trouve que ce fait donne un relief puissant à l'innocuité de l'eau souillée par le contenu des fosses d'aisance.

*

fiée souvent, n'expliquait pas nombre de cas sporadiques. Une profonde obscurité continuait à régner et il a fallu les belles recherches de Koch pour y porter la lumière. M. le professeur Chantemesse avait bien publié déjà une observation de bacillifère, mais ce cas était resté isolé.

Des milliers de malades ou de personnes vivant dans les milieux épidémiques ont été examinés par Koch et ses disciples et de cet immense travail a jailli cette notion nouvelle :

Le malade guéri de la fièvre typhoïde peut présenter dans ses déjections, fort longtemps après la guérison, des bacilles d'Eberth, trois semaines le plus souvent, plusieurs mois et même plusieurs années dans la proportion de 2,5 p. 100 (Frosch).

On constata, en outre, que la plupart des porteurs permanents de bacilles étaient des femmes.

Si l'on songe que c'est surtout la femme qui se livre aux travaux intérieurs et à la préparation des aliments, on s'explique que ce sont surtout les cuisinières qui propagent la fièvre typhoïde.

De là l'origine des épidémies de maison, et la transmission de la fièvre typhoïde par les paysannes adonnées à la traite des vaches.

A la propagation de la fièvre typhoïde par l'eau de boisson venait donc s'ajouter un nouveau mode de contamination, celui produit par les bacillifères, qui donnait la clef des cas sporadiques, des cas si nombreux dont l'origine restait mystérieuse.

*

* *

Comme médecin des épidémies du canton de Neuville, j'ai eu l'occasion d'observer une épidémie de famille qui évolua du 16 octobre 1907 au 21 juin 1908 et dans laquelle je constatai des infections nouvelles deux mois après la guérison des malades. Une enquête minutieuse m'amena à cette conclusion que les cas de fièvre thyphoïde avaient pour origine les bacilles cueillis au cabinet par des mains peu soucieuses de propreté, et distribués avec les aliments. — *La conclusion prophylactique à tirer de ces faits, me vint naturellement à l'esprit. Il fallait, pour éviter toute contamination ultérieure, recommander le lavage des mains au sortir du cabinet. C'est ce que je fis.*

Je fis part de ma découverte de *contagions tardives* à M. le professeur Pic, chef départemental du service des épidémies, qui me mit au courant des travaux allemands que j'ignorais, ainsi que bien d'autres médecins français, puisque le conseil supérieur d'hygiène lui-même, dans la lettre qu'il inspira à M. Clemenceau au mois de mai 1909, à propos du choléra de Saint-Pétersbourg dont dit-on, nous étions menacés, n'en faisait pas mention, peut-être parce qu'il n'y ajoutait pas d'importance.

J'écrivis mon mémoire sur les épidémies de famille (*Lyon médical*, 30 août 1908) et l'adressai au docteur Debré qui, le 15 avril 1908, dans la *Presse médicale*, venait de publier un article sur les travaux allemands. Dans une lettre de remerciement, il m'apprit que le professeur Frosch venait de publier un travail dans lequel il arrivait à des conclusions prophylactiques à peu près semblables aux miennes, conclusions que j'ai vérifiées dans la *Klinikes Iahrbuch*, 4° trimestre 1908, recommandant la propreté corporelle.

Trois mois avant, j'avais conclu de mes observations (30 avril 1908, *Lyon médical*) *que la désinfection des mains des cuisinières éberthiennes souillées au cabinet, transmetteuses de microbes pathogènes, devait être la première précaution à prendre.*

J'ajoutai, et je suis aujourd'hui encore plus convaincu qu'il y a deux ans, au début de mes observations, de l'importance de cette précaution : « *Je crois que, prise sérieusement, elle suffirait à empêcher toutes les épidémies familiales d'origine intestinale. Cette désinfection s'impose aussi aux convalescents après chaque visite au water-closet et avant de toucher à n'importe quel ustensile de ménage.* »

Je crois que ces recommandations prophylactiques qui remontent au 5 juillet 1908, n'avaient jamais été faites (I).

Je la renouvelai le 13 janvier 1909 (*Lyon*

médical) dans mon mémoire sur l'étude du rôle des convalescents bacillifères dans la prolongation des épidémies de famille de fièvre typhoïde où le lait avait été le véhicule des germes par les mains, souillées au cabinet, des femmes adonnées à la traite des vaches, huit mois après la guérison.

La questionprenait à mes yeux une telle importance que je terminai par cette phrase :

Une circulaire rédigée en ce sens et répandue par les soins de l'administration serait appelée à rendre de grands services.

C'est alors — 21 mars 1909 — qu'apparut dans les journaux de médecine la circulaire, reproduite par toute la presse, que j'ai déjà signalée, que le conseil supérieur d'hygiène, pour lui donner plus d'autorité, avait mise sous la plume de M. le président du Conseil des ministres.

Voici le début :

· A propos du choléra : circulaire du président du conseil à MM. les préfets :

Le choléra sévit à Saint-Pétersbourg ; il a frappé, au commencement de l'automne dernier, de nombreuses victimes...

En résumé, M. le président, ému de la persistance en plein hiver du choléra dans cette capitale et redoutant, pour la période estivale une recrudescence qui lui permettrait d'atteindre notre sol de France et de s'y propager, attirait l'attention de MM. les préfets en vue de cet événement possible et stimulait leur zèle pour l'organisation de la défense.

Il proposait pour cela : 1° l'amélioration de l'alimentation en eau potable ;

2° La nécessité des déclarations ;

3° L'organisation de la désinfection.

Les deux premières propositions ne peuvent que rallier tout le monde.

La troisième est aussi nécessaire, mais cette organisation départementale est onéreuse (1) et la désinfection est toujours conseillée par les médecins, qui en comprennent bien mieux la valeur que des désinfecteurs dont l'éducation médicale est faite en huit jours et ne sont pas même au médecin ce qu'est un contremaître comparé à un ingénieur.

Dans cette circulaire claironnante, il n'était pas même fait mention de la notion nouvelle des bacillifères qui, dans le choléra, jouent le même rôle que dans la fièvre typhoïde, comme l'ont établi les Allemands. Dans la diphtérie, Bard et moi à sa suite, en avions démontré la redoutable importance depuis quinze ans. Bard, dans cette question épidémiologique, s'est montré un véritable précurseur.

C'est pour protester contre cette omission que j'écrivais, le 27 mars 1909, mon mémoire sur l'importance du lavage des mains contre la propagation des maladies épidé-

_____

(1) Rien que pour le département du Rhône elle nécessite la dépense de 35.000 francs.

miques d'origine intestinale. (Il parut dans le *Lyon médical* du 25 avril 1909). J'y relève cette phrase caractéristique :

Je ne sais si les déjections des choléri-ques véhiculent longtemps et combien de temps les vibrions cholériques de Koch après guérison, mais quelle que soit la durée de la persistance de la virulence, je crois qu'en cours de maladie la contagion se fait le plus souvent par les mêmes procédés que j'ai récemment décrits à propos de la fiè-vre typhoïde et qu'on n'arrivera à empêcher la propagation des germes qu'en instrui-sant les populations sur le mode le plus habituel de leur transport d'un sujet à un autre (c'est-à-dire par les mains souil-lées au cabinet). Ce mode de propagation venant s'ajouter à l'infection massive des populations par l'eau de boisson conta-minée.

Et de nouveau, j'insistai sur *le lavage consciencieux des mains, surtout en sortant du water-closet, avant la pré-paration des aliments, avant la traite des vaches, avant d'essuyer les ustensiles de ménage, enfin avant de se mettre à table.*

Et un peu plus loin, j'ajoutai :

Ces notions doivent être largement ré-pandues et ce ne sera pas trop de faire appel à toutes les bonnes volontés. Je ne parle pas de celle des médecins qui est acquise, mais de celle des maires qui pourrait être efficace, puisque la déclara-

tion des maladies contagieuses par les médecins les renseignerait sur tous les cas et leur permettait d'avoir une action sur l'entourage des malades.

Pour propager ces notions nouvelles qui prenaient à mes yeux une si grande importance je réclamai « *le concours de la Presse, celui des instituteurs et des administrations* ».

Je demandai au Touring-Club une affiche pour toutes les auberges de France prêchant le lavage talmudique (1).

L'importance de ces prescriptions fut vite saisie par les médecins lyonnais.

Dans une réunion où j'eus l'honneur de rencontrer M. le docteur Bouveret, il vint à moi en me disant : Vous m'avez donné de bien cuisants regrets avec votre lavage des mains en sortant du cabinet. Quand je pense qu'il aurait eu si bien son application dans l'épidémie de choléra de l'Ardèche, où je poussai la foi en la désinfection jusqu'à brûler les lits des cholériques !

Dans l'étude rétrospective des épidémies de régiment (*Lyon médical*, n°ˢ des 1ᵉʳ et 15 août 1909) je démontrai que des centaines de soldats avaient été contaminés par

---

(1) Dans une lettre à M. Lutaud, préfet du Rhone, je lui offris tous les exemplaires nécessaires pour faire l'éducation hygiénique des instituteurs sur ce point spécial de l'hygiène ; je fis la même offre à M. Just, préfet de l'Ain, avec lequel j'étais en relation.

J'aurais été heureux de voir ces départements où s'est passé ma carrière médicale, se placer à la tê'e du mouvement hygiénique que je pressentais et qui va s'accuser.

l'Eberth, distribué par les mains des cuisiniers ou de leurs aides, souillées au cabinet, et, entre parenthèse, où les plus surmenés, les volontaires, avaient échappé à la contagion.

Je crois que toutes les épidémies régimentaires, éclairées à la lumière de ces données nouvelles, apporteraient leurs contingents de documents qui viendraient démontrer la nécessité de rechercher la prophylaxie de la fièvre typhoïde dans le lavage des mains des soldats, surtout des soldats employés dans les cuisines, après chaque visite au W. C. J'ajoutai que pour être effectif ce lavage devrait être pratiqué sous les yeux d'un sous-officier en dehors du cabinet, chaque homme devant s'essuyer avec son linge personnel.

Les soldats rentrés au régiment après leur congé de convalescence ne devraient pas être employés à la préparation des aliments et devraient être exclus des corvées de cuisine.

Sans doute la recherche systématique du bacille d'Eberth dans les selles des cuisiniers contribuerait à éclairer la question, mais ce sont là travaux de laboratoire pour lesquels les médecins militaires ne sont pas outillés et n'ont pas de temps à consacrer.

Le lavage des mains, systématiquement appliqué, simplifierait la question et la résoudrait pratiquement.

Dans toutes mes publications, le lavage des mains en sortant du cabinet, revenait toujours comme un *leit motiv*.

Je terminais par cette réflexion optimiste :

Je livre ces faits à la méditation des chirurgiens militaires et de tous ceux qui ont le devoir de veiller à la santé de nos soldats.

Et j'adressai ce mémoire à tous les chirurgiens des régiments dans les rangs desquels sévissait la fièvre typhoïde et en particulier à ceux de la garnison de St-Brieuc, à M. l'inspecteur-général Vaillard, dont la tournée d'inspection avait été signalée dans cette ville par les quotidiens, qui a bien voulu m'adresser ses remerciements.

Ce langage a été entendu dans l'armée, et M. le docteur Vincent, professeur au Val-de-Grâce, membre de l'Académie de médecine, le rappelle dans un rapport général à M. le président du Conseil ministre de l'Intérieur, sur les épidémies qui ont sévi en France pendant l'année 1907 — mais dont on n'a eu connaissance que le 28 octobre 1909, c'est-à-dire 14 mois après ma première publication, et 3 mois après mon travail sur les épidémies de régiment.

Les bacilliferes des deux sexes — dit M. Vincent — *appartenant à certaines professions (cuisiniers, charcutiers, fermiers, laitiers etc., sont particulièrement dangereux, parce qu'ils peuvent contami-*

ner les aliments avec leurs mains. Celles-ci sont souillées à l'occasion de la défécation. et plus loin...

On conçoit aisément que la contamination des aliments manipulés par les porteurs de germes ne se produit que lorsqu'il y a souillure de leurs mains, soit par l'urine, soit surtout par les matières fécales.

Il insiste ensuite sur le rôle des filles de ferme au début, ou convalescentes de fièvre typhoïde et chargées de traire les vaches.

Dans la séance toute récente du 11 janvier 1910, il réédite les mêmes réflexions, comme pour témoigner de l'importance qu'il y attache.

Cette contagion, dit-il, implique non seulement une négligence absolue des règles usuelles de propreté, mais encore et nécessairement une souillure fécale des doigts.

Je pourrais faire encore des citations intéressantes, mais il faut savoir se borner.

Comme conclusions prophylactiques, je ne puis omettre celle-ci, que reconnaîtront ceux qui ont lu mes mémoires.

«... Il devient nécessaire, dit M. Vincent, d'informer les bacillifères de leur nocivité. Le plus grand danger provient de leur ignorance. Une notice imprimée les instruira des moyens fort simples qui leur permettent de conjurer leur pouvoir contagieux : Eviter de se souiller les mains avec les matières fécales et l'urine, à l'occasion de la défécation et de la miction. Se laver ensuite les mains, surtout si la contamination des doigts s'est produite. »

Tout y est — ou plutôt tout y serait, si M. Vincent, avait ajouté la prière talmudique, dont la recherche m'a été suggérée par mon ami le docteur Gros, et que le grand-rabbin de Lyon m'a obligeamment communiquée.

M. Lucas-Championnière (*Journal de médecine et de chirurgie*, 25 juin 1909, 12ᵉ cahier, art. 22.503) n'a pas craint de la reproduire dans un article où il établissait mes droits de priorité :

« *Sois loué, Eternel notre Dieu, roi de l'univers, qui nous a sanctifiés par ses commandements et nous a ordonné de laver nos mains, en nous levant, avant les repas, et après l'accomplissement de toutes les fonctions.* »

Après cela, on ne s'étonnera pas de retrouver sous sa plume cette recommandation que je n'avais pas oubliée : *L'éducation hygiénique populaire.*

Mais je dois constater une divergence dans nos vues. Pensant que pour la vulgarisation de ces notions, notre centralisation excessive pourrait, dans cette circonstance, rendre un immense service en utilisant la puissance hiérarchique du ministre de l'Instruction publique sur le personnel des écoles primaires, j'avais demandé que les instituteurs fussent appelés à enseigner et à surveiller le lavage des mains des enfants en sortant du cabinet.

M. Vincent préfère que cet enseignement à l'école soit fait par le médecin.

Il s'exprime ainsi :

« *Education hygiénique populaire de l'enfant et de l'adulte faite par les médecins à l'école, à la mairie, et destinée à divulguer les notions élémentaires relatives à la nature des maladies infectieuses, à leur mode de transmission et à leur prophylaxie.* »

M. le docteur Vaillard, ancien directeur de l'Ecole de santé militaire, est venu donner au rapport de M. Vincent l'autorité qui s'attache à son nom.

« En votant en effet, dit-il, les conclusions de ce remarquable rapport que M. Vincent lui a présenté au nom de la Commission des épidémies sur la lutte antityphique en France, l'Académie a proposé au ministre de l'Intérieur, l'application de diverses mesures parmi lesquelles je reproduis les suivantes, d'après le compte rendu de la séance du 20 octobre 1909, publié au *Journal officiel* du 6 novembre 1909 ».

M. Vaillard ajoute : « *A l'égard des porteurs de bacilles aucune mesure n'a jusqu'ici été recommandée* ».

Je crois que cette recommandation que j'avais faite depuis longtemps, que j'ai été le premier à formuler et que Frosch et Vincent ont répétée après moi, est destinée à devenir une règle impérieuse et que là est la solution élégante et française du problème prophylactique qui vient d'être discuté longuement à l'Académie de médecine.

J'en ai déjà une preuve dans son adoption par M. Herriot, maire de Lyon, qui vient sur mes instances de le recommander dans les cabinets souterrains (1).

J'espère qu'elle ne tardera pas à être conseillée aux Parisiens, sous les yeuxdes quels on mettra la même recommandation.

J'espère que de là cette recommandation rayonnera dans le monde.

La recherche systématique des bacillifères par le laboratoire qui a permis, par les remarquables travaux allemands, d'établir un point scientifique nouveau, ne donnera pas je crois en France de résultats bien appréciables.

D'ailleurs, en Allemagne, Braun reconnaît que, malgré la recherche des bacillifères dans les régions contaminées, la morbidité n'a pas baissé de 1901 à 1904.

Je crois qu'elle pourra être appliquée utilement dans les milieux disciplinés : l'armée, les hôpitaux, les pensionnats, mais non dans la population civile où l'intrusion de l'autorité administrative doit, chez un peuple libre, être réduite à son minimum

---

(1) Voici la formule mise sous les yeux des visiteurs :
« Le lavage des mains en sortant du cabinet est indispensable pour s'opposer à la propagation des maladies contagieuses d'origine intestinale. »

D'ailleurs la remarque a déjà été faite, il ne faut pas songer à dépister tous les bacillifères. Le plus grand nombre échappera toujours aux recherches, ce qui rend ce mode de prophylaxie illusoire.

En résumé, pour supprimer la fièvre typhoïde, il faudrait et il suffirait de fournir des eaux saines aux populations et de leur donner des habitudes de propreté.

La vaccination antityphique a été présentée et défendue à l'Académie de médecine. Je ne crois pas qu'elle soit nécessaire dans nos régions, lorsqu'elles seront largement pourvues d'eaux pures, mais je crois qu'elle est appelée à rendre de réels services, quand elle sera bien réglée, pour mettre à l'abri les troupes coloniales qui doivent opérer dans des régions désertiques où la propreté nécessaire ne peut être obtenue et chez lesquelles un seul bacillifère ignoré, peut contaminer tout un corps de troupe.

Mais, d'une façon générale, la solution du problème prophylactique qui nous occupe réside dans la recherche et la captation souterraine des eaux d'alimentation et dans le lavage sérieux des mains au sortir du cabinet.

Cette dernière recommandation qui m'appartient en propre, comme je l'ai démontré, réduira à néant les dangers que présentent les porteurs de bacille vis-à-vis des collectivités.

Je suis pleinement d'accord avec MM. Vaillard et Vincent. Mais je ferai remarquer en terminant qu'ils ont cité tous les auteurs qui se sont occupé de la question, sauf un Lyonnais, dont le travail est le plus ancien en date. Celui de Frosch (octobre 1908) a paru quatre mois après mon premier article.

L'idée que j'ai émise est simple, mais encore fallait-il y penser. Elle contient en elle la seule prophylaxie rationnelle contre les dangers des bacillifères.

PARIS — IMPRIMERIE LEVÉ, RUE CASSETTE 17.